Freeman Chabala

# Insuficiência renal em adultos zambianos em tratamento com tenofovir

Freeman Chabala

# Insuficiência renal em adultos zambianos em tratamento com tenofovir

ScienciaScripts

**Imprint**



Cover image: www.ingimage.com

This book is a translation from the original published under ISBN 978-3-659-89402-2.

Publisher:
Sciencia Scripts
is a trademark of
Dodo Books Indian Ocean Ltd. and OmniScriptum S.R.L publishing group

120 High Road, East Finchley, London, N2 9ED, United Kingdom
Str. Armeneasca 28/1, office 1, Chisinau MD-2012, Republic of Moldova, Europe
Managing Directors: Ieva Konstantinova, Victoria Ursu
info@omniscriptum.com

Printed at: see last page
**ISBN: 978-620-8-62199-5**

# ÍNDICE DE CONTEÚDOS

# RESUMO

Estudos sugerem que os africanos da África Subsariana são propensos a sofrer de disfunção renal relacionada com o VIH. Um estudo realizado na Zâmbia revelou um aumento de mortes entre os doentes com VIH/SIDA que apresentavam disfunção renal. O fumarato de tenofovir disoproxil (TDF), um dos medicamentos anti-retrovirais de primeira linha na Zâmbia, tem sido associado a tubulopatia renal e nefrotoxicidade em muitos estudos. Na Zâmbia, o TDF está a ser utilizado desde 2007. O objetivo deste estudo era determinar se o TDF tinha efeitos nefrotóxicos semelhantes em doentes que recebiam um regime à base de TDF no maior centro de terapia antirretroviral (TARV) de Lusaca. O objetivo era determinar a probabilidade de os doentes sem disfunção renal (método $CL_{cr}$) no início da terapêutica desenvolverem disfunção renal após 1 ano de tratamento com um regime à base de TDF, em comparação com os que estavam a receber um regime não baseado em TDF (estes doentes estavam a receber um regime à base de estavudina (D4T) ou um regime à base de zidovudina (AZT)).

Um estudo transversal analítico envolveu a análise de dados obtidos de 549 ficheiros de doentes com VIH/SIDA selecionados aleatoriamente que iniciaram a TAR entre setembro de 2007 e janeiro de 2013. Dos 549 pacientes, 275 pacientes estavam a seguir um regime baseado em TDF e 274 pacientes estavam a seguir um regime não baseado em TDF.

Os resultados mostraram um número significativamente maior de participantes em TDF que desenvolveram disfunção renal em relação aos que não tinham disfunção renal na linha de base, em comparação com os que estavam a seguir um regime não baseado em TDF; 51 de 180 versos 8 de 207, $P< 0{,}001$. Após o controlo da idade e do sexo, o modelo de regressão logística mostrou que os doentes com VIH/SIDA em regime baseado no TDF tinham 8,77 vezes mais probabilidades de desenvolver disfunção renal após um ano de terapia do que os que não tinham disfunção renal na linha de base, em comparação com os que estavam em regime não baseado no TDF.

Concluiu-se que o tratamento com o regime baseado no TDF estava fortemente associado ao desenvolvimento de disfunção renal após um ano de tratamento, em comparação com o regime não baseado no TDF. É necessário efetuar um acompanhamento dos doentes em regime baseado no TDF ou modificar a terapêutica para reduzir os casos de disfunção renal nos doentes em tratamento, permitindo-lhes assim beneficiar plenamente do tratamento.

# DEDICAÇÃO

Esta dissertação é dedicada à minha mãe, a Sra. J. M. Chabala, por toda a sua contribuição na minha vida; por nos ter criado sozinhos e por se ter esforçado para que tivéssemos uma educação e uma vida decentes, mas, acima de tudo, por nos ter ensinado a amar e a honrar Jeová, o Todo-Poderoso, e a prestar um serviço sagrado apenas a Ele. É uma dedicatória a Njeleka, a minha mulher, e ao meu filho Jeremy, por me darem razões para trabalhar ainda mais e continuar a viver. Também é dedicado aos meus irmãos - Trustridah, Efford, Kingsley, Memory e David - pelo seu apoio e encorajamento.

# AGRADECIMENTOS

Estou sinceramente grato aos meus supervisores, Dr. S. Nyirenda, Dr. G. Sijumbila e Dr. A. Mweemba, pela sua orientação, apoio e sacrifício em ajudar-me a desenvolver a proposta e pelas suas sugestões nos meus projectos; a sua contribuição para este trabalho é inigualável. Agradeço ao Sr. A. Banda pela sua ajuda no processo de análise de dados. Estou grato ao Sr. Soko e ao Sr. Banda por terem ajudado a localizar os ficheiros.

Estou também muito grato aos membros do corpo docente da Faculdade de Medicina pela sua dedicação em transmitir conhecimentos aos estudantes e à Universidade da Zâmbia por proporcionar um ambiente propício à aprendizagem e ao desenvolvimento de conhecimentos.

# CAPÍTULO 1: INTRODUÇÃO

## 1.0. Antecedentes

A África Subsariana suporta mais de 60 % do fardo mundial da doença do VIH (Banda, 2010). Em 2007, estimava-se que mais de 22 milhões de pessoas viviam com o VIH na África Subsariana, de acordo com Naicker (2009), e esta continua a ser o epicentro da epidemia (Arendse, 2010). Estima-se que 66% dos adultos e 86% das crianças com VIH se encontram na África Subsariana e que 70% de todas as mortes por SIDA ocorreram na mesma região (Naicker, 2009, MOHZ, 2010). Na Zâmbia, cerca de 82 700 pessoas tinham VIH em 2009; a prevalência global da doença nos adultos era de 14%, e 1,6% da população adulta era infetada pelo VIH todos os anos (MOHZ, 2010).

A doença renal afecta desproporcionadamente os doentes que vivem com o VIH (Banda, 2010). Os doentes infectados com VIH de origem africana têm um maior risco de doenças renais (Reid, 2008). A doença renal crónica é três a quatro vezes mais frequente em África do que nos países industrializados em doentes não VIH (Naicker, 2009) e (Brennan, 2011). De acordo com Mulenga (2008), a prevalência de disfunção renal no VIH varia entre 6 % e 50 % em alguns rastreios renais ambulatórios. Mulenga (2008) descreveu uma prevalência de disfunção renal de 34% entre os doentes ambulatórios infectados com VIH que iniciaram a Terapia Antirretroviral Altamente Ativa (HAART) e acrescentou que, dependendo dos critérios utilizados para definir a disfunção renal, a prevalência pode ser até 10 vezes superior em doentes infectados com VIH hospitalizados (Mulenga, 2008, Banda, 2010).

As doenças renais continuam a ser uma causa importante de morbilidade e mortalidade entre as pessoas que vivem com VIH na era da TARV e apresentam um risco mais elevado de insuficiência renal, proteinúria e doença renal em fase terminal (DRT) em comparação com a população em geral (Kalayjian, 2011). Verificou-se que a morte no prazo de 90 dias após o início da terapia antirretroviral (TARV) era mais comum entre os doentes com VIH/SIDA que tinham insuficiência renal pré-existente do que entre os que não tinham insuficiência renal e que o risco de morte aumentava com a gravidade da insuficiência renal pré-existente (Mulenga, 2008).

A nefrotoxicidade tem-se revelado uma complicação importante da infeção pelo VIH, sobretudo em doentes com disfunção renal preexistente (Brennan, 2011). A nefrotoxicidade e a lesão tubular renal podem ser induzidas pelo medicamento antirretroviral TenofovirDysoproxilFumarate (TDF), que é um inibidor nucleósido da transcriptase reversa (NRTI) (Gallant, 2005, Spaulding, 2011, Ro" ling, 2006, Patel, 2010).

No entanto, em junho de 2007, a Zâmbia tornou-se um dos primeiros países africanos a incluir o TDF no seu regime de TARV de primeira linha, na sequência da recomendação da Organização Mundial de Saúde (OMS), uma vez que o TDF demonstrou uma eficácia comparável à de outros regimes de primeira linha que contêm estavudina (D4T), zidovudina (AZT) ou abacavir (ABC) e também porque o TDF tinha a vantagem adicional de baixa toxicidade e disponibilidade de ser administrado uma vez por dia (Bygrave, 2011, OMS, 2012). Inicialmente, o regime à base de D4T ou o regime à base de AZT com lamivudina (3TC) mais um inibidor não nucleósido da transcriptase reversa (NNRTI), nevirapina (NVP) ou Efavirenz (EFV), eram recomendados como agentes ARV de primeira linha. Foi então alterado para TDF, que substituiu o regime baseado em D4T e o regime baseado em AZT como o NRTI preferido juntamente com 3TC para doentes com uma depuração da creatinina de 50mL/minuto ou mais (MOHZ, 2010). No entanto, uma vez que a depuração da creatinina não era frequentemente calculada, o TDF era prescrito por rotina em doentes com creatinina sérica igual ou inferior a 120pmol/L e o ABC era prescrito em vez do TDF para os doentes com função renal comprometida (MOHZ, 2010).

Este estudo, por conseguinte, tinha como objetivo determinar se os doentes em tratamento com um regime à base de TDF desenvolviam disfunção renal ao fim de um ano de terapia, em comparação com os que estavam a ser tratados com um regime não baseado em TDF (estes doentes estavam a ser tratados com um regime à base de estavudina ou de zidovudina). O estudo foi realizado no Centro de Investigação de Doenças Infecciosas da Zâmbia (AIDC).

### 1.1. Declaração do problema

O Ministério da Saúde mudou para o regime à base de TDF em vez do regime à base de D4T ou do regime à base de AZT como regime de primeira linha de TARV devido à sua elevada potência contra as infecções por VIH e hepatite B, ao seu perfil de resistência favorável, à sua boa tolerabilidade e segurança e à sua disponibilidade como co-formulação com outros agentes anti-retrovirais em comprimidos de toma única diária (MOHZ, 2010, OMS, 2013, Thompson, 2012). No entanto, muitos estudos de países industrializados descobriram que o TDF está associado a nefrotoxicidade significativa, incluindo tubulopatia proximal e filtração glomerular prejudicada (Manosuthi, 2010, Tourret, 2013, Winston, 2006, Poizot-Martin, 2013, Pontrelli, 2012). Não temos a certeza de que este seja ainda o caso no nosso contexto e a probabilidade de os rins normais serem danificados num ano de tratamento com TDF no nosso contexto. Há preocupações quanto ao facto de alguns doentes desenvolverem uma disfunção renal tão grave que são retirados do regime à base de TDF e transferidos para combinações de medicamentos com menor toxicidade renal. Além disso, o estudo realizado na UTH concluiu que a mortalidade é mais comum entre os doentes com insuficiência renal (Mulenga, 2008). Por conseguinte, o objetivo deste estudo foi determinar se os doentes com VIH/SIDA com uma função renal normal no início do tratamento com ARV à base de TDF desenvolvem disfunção renal após um período arbitrário de um ano.

## 1.2. Justificação

Uma vez que o TDF faz parte da primeira linha do regime de TARV que é administrado durante longos períodos de tempo e está associado a nefrotoxicidade, é necessário saber se a disfunção renal ocorre no prazo de um ano de tratamento com TDF. Tal ajudaria os médicos e outros profissionais de saúde a monitorizar a função renal e a melhorar os cuidados prestados aos doentes com VIH/SIDA em regime baseado no TDF, através da deteção precoce da disfunção renal induzida pelo TDF, evitando assim a progressão para uma disfunção renal grave e permitindo que os doentes beneficiem plenamente do regime baseado no TDF.

# CAPÍTULO 2: REVISÃO DA LITERATURA

## 2.0. Revisão da literatura

### 2.0.1. *Visão geral dos medicamentos anti-retrovirais:*

O tratamento do VIH requer uma terapia medicamentosa vitalícia para suprimir o vírus, além disso, recebem outros agentes para aliviar os efeitos adversos do tratamento antirretroviral e prevenir infecções oportunistas (Cocohoba, 2008). Atualmente, cerca de 10 milhões de pessoas estão a receber TAR em todo o mundo e a triste discrepância inicial no acesso entre os países desenvolvidos e os países em desenvolvimento está a ser progressivamente eliminada (Lafeuillade, 2014). A OMS recomendou vivamente que a primeira linha de TARV fosse constituída por dois inibidores nucleósidos da transcriptase reversa (NRTI) mais um inibidor não nucleósido da transcriptase reversa (NNRTI); tenofovir (TDF) e lamivudina (3TC) ou emtricitabina (FTC) como os dois NRTI mais efavirenz (EFV) ou nevirapina (NVP) como o NNRTI a ser administrado como uma combinação de dose fixa para iniciar a TARV (OMS, 2013, Ford, 2011, OMS, 2012, Reynes, 2013). Nos casos em que a combinação TDF + 3TC (ou FTC) + EFV (ou NVP) era contra-indicada ou não estava disponível, foi recomendada uma das seguintes opções: zidovudina (AZT) + 3TC + EFV ou AZT + 3TC + NVP (OMS, 2013). A OMS também exortou os países a interromper a utilização da estavudina (D4T) nos regimes de primeira linha, uma vez que estava associada a toxicidades metabólicas (OMS, 2013).

A OMS recomendou que a TAR de segunda linha consistisse em dois NRTI e um inibidor da protease (IP) potenciado com ritonavir; o AZT + D4T como NRTI foi recomendado em segunda linha após insucesso num regime de primeira linha baseado em TDF + 3TC (ou FTC), enquanto que após insucesso num regime de primeira linha baseado em AZT ou D4T + 3TC, o TDF + 3TC (ou FTC) como espinha dorsal do NRTI foi recomendado em regimes de segunda linha (OMS, 2013). As combinações de dose fixa termoestável de (atazanavir/ ritonavir) ATV/r e (lopinavir/ ritonavir) LPV/r foram as opções preferidas de IP potenciado para a TAR de segunda linha (OMS, 2013).

Para os regimes de terceira linha, recomendou-se a inclusão de novos medicamentos com risco mínimo de resistência cruzada aos regimes anteriormente utilizados, como os inibidores da integrase e os NNRTI e IP de segunda geração (OMS, 2013).

### 2.0.2. *Ciclo de replicação do VIH e local de ação dos medicamentos anti-retrovirais:*

Embora o ciclo de vida do VIH apresente muitas oportunidades potenciais de intervenção terapêutica, apenas algumas foram exploradas e visadas pelos ARV (Hazuda, 2012). O primeiro passo na replicação do VIH é a entrada do vírus; os inibidores de ligação, os antagonistas dos receptores de quimiocinas e os inibidores de fusões são exemplos de medicamentos destinados a contrariar este processo (Hazuda, 2012). A transcrição reversa do ácido ribonucleico (ARN) de cadeia simples do VIH para ácido desoxirribonucleico (ADN) de cadeia dupla ocorre após a entrada do núcleo viral nas células CD4 e o processo é realizado pela enzima viral transcriptase reversa (RT); uma enzima multifuncional com actividades de polimerase de ADN dependente de ARN, RNase-H e polimerase de ADN dependente de ADN (Hazuda, 2012). As duas classes distintas de ARV concebidas contra a RT são: os NRTI, que são análogos de substratos de nucleósidos nativos, e os NNRTI, que se ligam a um local alostérico não catalítico na enzima RT (Hazuda, 2012). Quase metade de todos os medicamentos anti-retrovirais aprovados corresponde aos 12 NRTI licenciados (emtricitabina, zidovudina, lamivudina, abacavir, estavudina, tenofovir, didanosina e zalcitabina) e aos NNRTI (Efavirenz, nevirapina, delavirdina, etravirina), que diferem entre si no que diz respeito ao seu local e mecanismo molecular de interação na transcriptase reversa, mas ambos afectam a ADN polimerase e bloqueiam a geração de ADN viral de comprimento total (Hazuda, 2012, OMS, 2013). Segue-se a integração do ADN viral do VIH e do ADN do hospedeiro, que é catalisada pela enzima viral integrase do VIH, que catalisa o processamento da extremidade 3' do ADN viral, bem como a transferência de cadeias e a integração do genoma viral no cromossoma do hospedeiro (Hazuda, 2012). Os medicamentos anti-retrovirais inibidores da integrase (Raltegravir e Elvitegravir) têm como objetivo bloquear a integrase viral (Bushman, 2011, Hazuda, 2012). O processo final envolve a montagem e a maturação do vírus na membrana plasmática interna, o que implica a proteólise das poliproteínas virais, responsável pela produção de partículas virais infecciosas (Hazuda, 2012). Os inibidores da protease (ritonavir, lopinavir, indinavir, fosamprenavir, atazanvir, darunavir, nelfinavir, saquinavir e tipranavir) são uma classe de medicamentos anti-retrovirais dirigidos contra a protease viral responsável pela clivagem dos precursores dos polipéptidos gag e gag-pol virais durante a maturação do virião (Hazuda, 2012).

### **2.0.3.** *Efeitos adversos dos medicamentos anti-retrovirais:*

A utilização generalizada da terapia antirretroviral altamente ativa (HAART) reduziu drasticamente os eventos de imunodeficiência e aumentou a esperança de vida dos indivíduos infectados pelo VIH (Paula, 2013, Vinikoor, 2014). No entanto, foram notificados vários efeitos adversos no tratamento com medicamentos anti-retrovirais, que vão desde síndromes metabólicas, neuropatias, perturbações cardiovasculares e nefropatias (Paula, 2013, Tanaka, 2013). De facto, foram notificados efeitos adversos no tratamento com diferentes classes de medicamentos anti-retrovirais; os NRTI, que constituem a espinha dorsal da TARV, têm sido associados a toxicidade a longo prazo e resistência cruzada (Boyd, 2013, Judd, 2010). A zidovudina e a estavudina têm sido associadas a toxicidade mitocondrial grave, anemia e lipoatrofia; a didanosina, por outro lado, tem sido associada a neuropatias, o que levou a OMS a recomendar a eliminação progressiva da utilização destes medicamentos, mesmo em países de baixo e médio rendimento (Boyd, 2013, OMS, 2013).

O tenofovir, o medicamento atualmente recomendado pela OMS, tem sido associado a nefrotoxicidade, incluindo insuficiência renal aguda e crónica, disfunção tubular proximal, diabetes insípida nefrogénica e síndrome nefrótica (Thompson, 2012, Calza, 2012, Judd, 2010, Tanaka, 2013, Tourret, 2013, Labarga, 2009, Cooper, 2010). De facto, num estudo realizado em França, foi identificado um efeito dose-dependente das concentrações plasmáticas de tenofovir na disfunção tubular renal e na filtração glomerular, tendo a toxicidade renal aumentado com a concentração plasmática de tenofovir (Poizot-Martin, 2013).

**2.0.4.** *Ocorrência de disfunção renal em doentes com VIH/SIDA que tomam TDF:*

Os doentes com VIH sofrem de um vasto leque de doenças renais, algumas das quais incluem a lesão renal aguda (LRA) (Wyatt, 2006), a doença renal crónica (DRC) (Arendse, 2010), a doença glomerular associada ao VIH (Arendse, 2010) e os efeitos adversos do tratamento do VIH (Ro" ling, 2006). Com base nos critérios utilizados para definir a doença renal, foram comunicadas prevalências variáveis destas doenças em doentes com VIH na África Subsariana. Na África do Sul, a prevalência foi estimada em 6 %; na Nigéria, em 38 %; na Costa do Marfim, em 26 %; na Tanzânia, em 28 %; no Quénia, em 25 %; no Uganda, em 20-48,5 % e na Zâmbia, em 33,4 % (Naicker, 2009). Young (2007), na sua conclusão, atribuiu as discrepâncias nos resultados dos ensaios clínicos e dos estudos observacionais às diferenças nas caraterísticas clínicas e sociodemográficas das populações estudadas, ao método utilizado para estimar a TFGe, bem como aos critérios utilizados para definir a disfunção renal; ou, no caso dos estudos observacionais, à confusão residual.

Em Mulenga, (2008), um estudo de coorte teve como objetivo examinar a associação entre a insuficiência renal de base e a mortalidade entre adultos que iniciaram a terapia antirretroviral (TARV) num contexto urbano africano, realizado em Lusaca a partir de 18 unidades de cuidados primários. A $CL_{cr}$ calculada pela equação de Cockcroft-Gault foi utilizada para determinar a função renal e a insuficiência renal foi classificada utilizando a Kidney Disease Outcome Quality Initiative (K/DOQI). O KDOQI classificou a disfunção renal da seguinte forma: $CL_{cr} \geq$ 90 mL/min foi considerada normal; $CL_{cr}$ de 60 - 89 mL/min (K/DOQI estágio 2) foi considerada insuficiência renal leve; 30 - 59 mL/min como insuficiência moderada (K/DOQI estágio 3); e < 30 mL/min como insuficiência grave (K/DOQI estágios 4 e 5). As análises secundárias utilizadas para medir a função renal foram os níveis de creatinina sérica isoladamente e a TFG calculada pela equação da Modificação da Dieta na Doença Renal (MDRD). Um SCr$\leq$ 120umol/L era normal; 121 - 150umol/L era ligeiro; 151 - 200umol/L era moderado e SCr$\geq$ 200umol/L era grave. O K/DOQI foi ainda utilizado na categorização das estimativas MDRD da TFG (Mulenga, 2008). Dos 25 249 participantes elegíveis na população do estudo, 33,5 % tinham insuficiência renal prevalecente na linha de base.

Comparando com os métodos secundários, a SCr inicial estava elevada em 3,8% dos participantes. Quando a TFG foi calculada pela equação MDRD, 12,4 % apresentavam insuficiência renal. Tendo em conta estes resultados, diferentes métodos de medição da função renal produzem diferentes prevalências de insuficiência renal.

No entanto, foi observada uma prevalência muito elevada de disfunção renal num estudo transversal realizado em Mwanza, na Tanzânia, com 355 participantes sem doença renal preexistente conhecida ou factores de risco para além da infeção pelo VIH. A prevalência de disfunção renal foi de 85,6 % na população estudada (Msango, 2011). No entanto, esta prevalência elevada pode ser atribuída ao método que utilizaram para definir a disfunção renal. Qualquer pessoa com eGFR inferior a 90 ml/min por 1,73 $m^2$ ou proteinúria ou com microalbuminúria foi considerada como tendo disfunção renal.

Os critérios utilizados por Msango, (2011) para definir a disfunção renal eram demasiado amplos; deveriam ter-se restringido a um único critério. Os seus critérios podem ter aumentado a prevalência estimada, tornando o estudo suscetível a mais factores de confusão e imprecisão, tal como sugerido anteriormente por Young (2007). Por exemplo, depois de definir de forma conservadora a disfunção renal como uma TFGe inferior a 90 ml/min por 1,73 $m^2$, a prevalência da disfunção renal diminuiu de 85,6% para 63,7%, o que foi uma redução bastante significativa. Os autores concluíram que o diagnóstico precoce e a monitorização regular da disfunção renal em doentes seropositivos é essencial para melhorar o prognóstico e a dosagem da medicação. Recomendaram que fossem planeadas visitas de acompanhamento clínico de rotina a cada 3 a 6 meses para permitir a monitorização da contagem de células T CD4, da creatinina e das transaminases. Estavam preocupados com o risco de disfunção renal não diagnosticada associada ao VIH em contextos de recursos limitados, em que os testes laboratoriais de rotina não estavam frequentemente disponíveis (Msango, 2011).

Zimmermann, (2006) chegou a conclusões semelhantes na sua coorte de 5 doentes com Insuficiência Renal Aguda (IRA) e 22 outros doentes da literatura médica. Nestes 27 doentes, a taxa de filtração glomerular foi calculada a partir da taxa de depuração da creatinina ($CL_{cr}$) de 24 horas e/ou da equação de Cockroft-Gault. Caracterizaram a síndrome de Fanconi como anomalias na função tubular renal proximal que resultam em glicosúria, com níveis séricos normais de glucose, fosfatúria, aminoacidúria e diminuição dos níveis séricos de bicarbonato (Zimmermann, 2006).Zimmermann, (2006) mostrou uma taxa muito elevada de insuficiência renal aguda relacionada com o TDF nos 27 participantes e os resultados laboratoriais melhoraram drasticamente quando o TDF foi descontinuado. No entanto, não explicaram corretamente o seu método de seleção dos participantes da sua coorte. Uma vez que não houve aleatoriedade na seleção dos participantes, a validade das suas conclusões de que o TDF estava associado aos seus casos de insuficiência renal só porque os resultados laboratoriais se resolveram numa média de 7,5 meses após a interrupção do TDF tornou-se duvidosa. De facto, basta dizer que todos os cinco participantes da coorte tinham outros factores de risco subjacentes para a nefrotoxicidade do TDF, bem como para a morbilidade e a mortalidade: hepatite C, diabetes mellitus e avanço da idade (Fernandez-Fernandez, 2011, Vinikoor, 2014).

Mauss (2005) comparou a função renal entre pacientes em regime baseado em TDF (n= 82) e pacientes em regime não baseado em TDF (n= 92) num estudo transversal. A taxa de filtração glomerular (GFR) foi calculada com base na $CL_{cr}$ na urina recolhida durante 24 horas. O outro marcador foi a cistatina C sérica, que é uma cisteína proteinase catiónica de baixo peso molecular, que é um marcador de depuração renal estabelecido. Além disso, a TFG foi estimada utilizando a fórmula modificada da Modificação da Dieta no Estudo da Doença Renal (MDRD). A fórmula MDRD é dada por: 186 x SCr (mg/dl) $^{1,154}$ x idade (anos) $^{0,203}$ x 1,212 em paciente negro do sexo masculino. O valor calculado é multiplicado por 0,742 para o doente do sexo feminino . O resultado dá um intervalo normal de 90-120 ml/min 1,73 $m^2$ (Mauss, 2005).

No estudo de Mauss (2005), os doentes tratados com tenofovir apresentaram uma taxa média de filtração glomerular (eGFR) significativamente mais baixa em comparação com os doentes tratados com um regime não baseado no TDF (97 ± 49mL/min 1,73 $m^2$ versus 107 ± 39mL/min 1,173$m^2$) e depuração da cistatina C (86 ± 21 mL/min 1,73 $m^2$ versus 97 ± 20mL/min 1,73 $m^2$); $P < 0,05$ (Mauss S, 2005). Mauss (2005) concluiu que, apesar de a TFGe ainda se encontrar no intervalo normal, o tratamento com o regime baseado no TDF foi associado a uma TFGe mais baixa. O estudo de Mauss (2005) teve mérito porque o seu grupo de controlo era maior do que o grupo de estudo e também porque as caraterísticas de base dos participantes no estudo não eram significativamente diferentes. O demérito do estudo foi o facto de o investigador não ter indicado claramente o regime antirretroviral em que os participantes do grupo de controlo se encontravam, tendo simplesmente indicado um regime não baseado no TDF (Mauss, 2005).

Foram efectuadas conclusões e inferências semelhantes no estudo de Young (2007), no qual foram avaliadas as tendências temporais na estimativa da $CL_{cr}$ e da TFG e a incidência de insuficiência renal moderada a potencialmente fatal entre os doentes que iniciaram um regime HAART com TDF (grupo exposto ao TDF) e um regime HAART sem TDF (grupo não exposto ao TDF). Concluíram que o TDF estava associado a uma redução pequena mas significativa da $CL_{cr}$ e da eGFR (Young, 2007). Embora as conclusões de Young (2007) tivessem o mérito de uma amostra de grande dimensão, o demérito deveu-se ao facto de as caraterísticas de base dos participantes nos dois grupos serem significativamente diferentes. Estas diferenças podem ter afetado os resultados obtidos e, consequentemente, as conclusões.

Gallant, (2005) comparou as alterações da função renal entre os doentes tratados com um regime à base de TDF (n= 344) e os tratados com outro regime à base de inibidores da transcriptase reversa análogos de nucleótidos (NRTI) (n= 314) num estudo de coorte observacional. Determinaram a disfunção renal através do método $CL_{cr}$ que estima a $CL_{cr}$ tendo em conta a SCr, a idade e o sexo do doente. Calcularam a alteração da $CL_{cr}$ nos dois grupos em intervalos de 3 meses durante 1 ano. Os resultados mostraram que os doentes em regime à base de TDF registaram uma diminuição significativa da $CL_{cr}$ de 4% ao fim de um ano, em comparação com os doentes em tratamento com outros NRTI, P<0,001. Em última análise, concluíram que os ensaios clínicos que normalmente não mostraram a associação entre TDF podem não representar cenários do "mundo real", porque os doentes com insuficiência renal ou factores de risco de insuficiência renal foram frequentemente excluídos, o que tornou os dados de coortes clínicas algo conflituosos (Gallant, 2005).

Pelo contrário, o estudo de Antoniou (2005) apresentou conclusões contraditórias. O estudo mostrou uma menor incidência de nefrotoxicidade associada ao TDF na sua coorte retrospetiva de 172 doentes que receberam TDF durante uma mediana de 16 meses (intervalo de 3-25 meses). A nefrotoxicidade foi definida como um aumento de grau 1 se a SCr aumentasse em$\geq$ 44mmol/L ou mais de 1,5x em relação à linha de base. A incidência de aumento de grau 1 na SCr foi de 4%, enquanto a incidência de aumento de 1,5x na creatinina sérica foi de 8,7% (Antoniou, 2005). Para além disso, apenas quatro doentes interromperam o TDF por suspeita de nefrotoxicidade, e três dos quatro pareciam ter desenvolvido caraterísticas consistentes com a síndrome de Fanconi. Concluíram, com base nos seus resultados, que a nefrotoxicidade mediada pelo TDF em doses terapêuticas era improvável e que o TDF era, em geral, um agente ARV bem tolerado do ponto de vista renal (Antoniou, 2005). No entanto, Antoniou (2005) pode ter negligenciado a nefrotoxicidade mediada pelo TDF na sua conclusão, porque utilizou o aumento da SCrin para definir a disfunção renal, mas a SCr só aumentou drasticamente quando a eGRF diminuiu para menos de 60mL/min/1,73$m^2$(Fernandez-Fernandez, 2011)

Foram observadas conclusões semelhantes às de Antoniou (2005) num estudo transversal realizado por Banda em Lusaca, que incluiu 300 participantes infectados e não infectados pelo VIH e que visava determinar a prevalência e os factores de risco associados à disfunção renal entre os doentes infectados pelo VIH hospitalizados na UTH (Banda, 2010). Banda utilizou os seguintes critérios para determinar a função renal: Risco era 1,5* aumento da SCr em relação ao normal ou diminuição da eGFR em 25% ou débito urinário inferior a 0,5 ml/kg por hora durante 6 horas. A lesão foi de 2* aumento da SCr em relação ao normal, ou diminuição da eGFR em 50% ou débito urinário inferior a 0,5 ml/kg por hora durante 12 horas. Insucesso era 3* SCr aumentada em relação ao normal ou diminuição da TFG em 75% ou débito urinário inferior a 0,5 ml/kg por hora durante 24 horas. A perda e o fim da doença eram parâmetros de resultado e o critério foi abreviado como **RIFLE**. A Doença Renal Crónica era a evidência de danos nos rins que persistiam durante 3 meses ou mais

(Banda, 2010). Os seus resultados revelaram uma prevalência de disfunção renal de 42% entre os participantes seropositivos e de 27% entre os não infectados. Concluiu-se que o tratamento com um regime à base de TDF não estava associado a disfunção renal em doentes com VIH hospitalizados (Banda, 2010). No entanto, a prevalência de IRA no estudo de Banda foi elevada porque foram utilizadas combinações de três métodos para determinar a função renal, nomeadamente: SCr, TFG e débito urinário, conforme explicado pelos critérios RIFLE. Além disso, a prevalência que relataram foi para participantes hospitalizados infectados e não infectados pelo VIH, cujos motivos de hospitalização não foram indicados.

Brennan (2011) chegou a conclusões semelhantes ao realizar uma análise de coorte de 890 adultos infectados pelo VIH que receberam TDF na Clínica Themba Lethu, na África do Sul. O objetivo do estudo era avaliar a relação entre a disfunção renal e a nefrotoxicidade. Definiram nefrotoxicidade como qualquer declínio da função renal a partir da linha de base (aguda ou crónica) que pode ser secundária a uma toxina, incluindo medicamentos. Os resultados mostraram que os doentes com disfunção renal apresentavam um maior risco de morte aos 48 meses, em comparação com os doentes com função renal normal. Concluíram que grande parte da disfunção renal incidente em doentes com TDF estava provavelmente relacionada com uma doença renal pré-existente que poderia ser exacerbada pelo TDF. Foi recomendado que, com o uso alargado do TDF, o rastreio da disfunção renal antes do início e do ajuste da dose fosse necessário para ajudar a melhorar os resultados da TAR (Brennan, 2011). No entanto, relativamente aos resultados contraditórios dos estudos, Fernandez (2011) sugeriu que a disparidade de resultados entre os ensaios clínicos e os relatos de casos pode ser explicada pelo facto de os ensaios clínicos terem critérios de inclusão e exclusão rigorosos, ao contrário da prática clínica de rotina, em que os doentes podem ter condições, medicamentos ou antecedentes associados que podem predispor à nefrotoxicidade do tenofovir (Fernandez-Fernandez, 2011).

**2.0.5.** *Fisiopatologia da disfunção renal associada ao TDF em doentes com VIH/SIDA:*

O tenofovir é um nucleótido acíclico fosfonado-éster análogo do monofosfato de adenosina e, tal como outros NRTI, o tenofovir inibe a transcriptase reversa do VIH-1 ao competir com o substrato natural desoxi-adenosina 5'-trifosfato, um dos conjuntos de nucleótidos utilizados pelo vírus para gerar cDNA (Kohler, 2009). Devido ao facto de ser um análogo dos nucleósidos, é provável que o tenofovir e outros NRTI inibam as polimerases do ADN dos mamíferos, incluindo a polimerase-y do ADN mitocondrial, e induzam o stress oxidativo (Kohler, 2009). O TDF é eliminado pelos rins por filtração glomerular e secreção tubular proximal ativa, o que ajuda a manter o equilíbrio metabólico, como o pH estável, à medida que os rins filtram o sangue (Zimmermann, 2006). A nefrotoxicidade associada ao VIH (HIVAN) é comum no VIH e o TDF tem a reputação de ter um efeito tóxico aditivo ou sinérgico nos rins com HIVAN (Kohler, 2009). É provável que o tenofovir provoque anomalias ultraestruturais nas mitocôndrias dos túbulos proximais renais que são paralelas à depleção do ADN mitocondrial nas células tubulares peroxíticas (Kohler, 2009, Palacio, 2012).O tenofovir é normalmente eliminado por secreção ativa através dos túbulos renais, pelo que uma eliminação deficiente ou retardada do tenofovir levaria à sua acumulação e a um aumento da abundância de tenofovir nos túbulos proximais e, por conseguinte, a sua fosforilação nessas células poderia criar um desequilíbrio nos pools de nucleótidos, perturbando assim a biogénese mitocondrial (Kohler, 2009). A acumulação de TDF nas células tubulares renais proximais pode resultar em toxicidade renal, acidose tubular renal e, em última análise, insuficiência renal caracterizada por uma diminuição da TFGe e hipofosfatemia (Fernandez-Fernandez, 2011, Kohler, 2009, Tourret, 2013).

## 2.1. Bioquímica e fisiologia da creatinina

A creatina é sintetizada nos rins, no fígado e no pâncreas através de duas reacções mediadas por enzimas. Na primeira reação, a arginina e a glicina são transamidadas em guanidinoacetato. Na segunda reação, o guanidinoacetato é metilado em creatina com o grupo metilo doado pela S-adenosilmetionina (Burtis, 2008). A creatina é fosforilada reversivelmente em fosfato de creatina (fosfocreatina) pela creatina quinase, utilizando o ATP como dador de fosfato. A interconversão da fosfocreatina e da creatina é uma caraterística particular dos processos metabólicos da contração muscular (Burtis, 2008). A fosfocreatina funciona como uma reserva de fosfato de alta energia nos músculos e a quantidade de fosfocreatina é proporcional à massa muscular (Murray, 2003).

Creatine kinase

$$\text{Phosphocreatine} + \text{ADP} \leftrightarrow \text{Creatine} + \text{ATP} \qquad (3.a)$$

A creatinina é um metabolito azotado não proteico produzido a partir da fosfocreatina nos músculos através de uma desidratação irreversível não enzimática e desfosforilação da fosfocreatina (Murray, 2003). A creatinina é um produto residual da creatina e é uma forma anidra cíclica da creatina que é produzida como produto final da decomposição da fosfocreatina. É produzida endogenamente e introduzida nos fluidos corporais a uma taxa constante e a sua concentração plasmática é mantida dentro de limites estreitos predominantemente por filtração glomerular. Consequentemente, tanto a concentração plasmática de creatinina como a depuração renal de creatinina são utilizadas como indicadores da taxa de filtração glomerular e a sua medição é utilizada como indicadores de diagnóstico da função renal (Burtis, 2008).

## 2.2 Hipótese

Partiu-se da hipótese de que os doentes com VIH em tratamento com um regime à base de TDF na UTH não tinham uma probabilidade três vezes superior de desenvolver disfunção renal ao fim de um ano de terapia, em comparação com os doentes com VIH/SIDA em regime não baseado em TDF (regime baseado em D4T ou regime baseado em AZT).

### 2.3. Objetivo geral

T objetivo geral era determinar se os doentes com VIH/SIDA tratados com um regime à base de TDF na UTH desenvolviam mais disfunção renal ao fim de um ano de tratamento do que os que não estavam a ser tratados com um regime à base de TDF.

### 2.4. Objectivos específicos

Os objectivos específicos consistiam em determinar a $CL_{cr}$ inicial dos doentes com VIH que tomavam TDF e dos que tomavam um regime não baseado em TDF, quando comparados por sexo, e em comparar a $CL_{cr}$ ao fim de um ano de tratamento nos dois grupos.

# CAPÍTULO 3: MATERIAIS E MÉTODOS

### 3.0. Conceção do estudo

O estudo foi um estudo transversal analítico. Envolveu a análise de dados obtidos a partir de ficheiros de processos de doentes com VIH/SIDA. Os dados foram recolhidos entre dezembro de 2013 e março de 2014.

### 3.1. População

Os participantes eram doentes infectados pelo VIH com idade igual ou superior a 16 anos que iniciaram a TAR no período entre 30 de setembro de 2007 e 30 de janeiro de 2013. A SCr e os dados demográficos dos participantes selecionados, como a idade, o sexo e o peso corporal, foram obtidos e utilizados para calcular a sua CLc através da equação de Cockcroft-Gault

### 3.2. Local de estudo

O estudo foi realizado no Hospital Universitário do Centro de Investigação de Doenças Infecciosas da Zâmbia (AIDC).

### 3.3. Critérios de seleção

#### 3.3.1. *Critérios de inclusão:*

Os participantes eram doentes com VIH/SIDA com idade igual ou superior a 16 anos que iniciaram a TARV com um regime à base de TDF, D4T ou AZT entre 30 de setembro de 2007 e 30 de janeiro de 2013.

#### 3.3.2. *Critérios de exclusão:*

Os ficheiros de doentes infectados pelo VIH com idade inferior a 16 anos foram excluídos do estudo. Foram também excluídos os doentes infectados pelo VIH cujos processos não continham as informações necessárias. Os doentes infectados pelo VIH com registo de doença renal preexistente na altura em que iniciaram a terapêutica também foram excluídos do estudo. Os doentes infectados pelo VIH com registo de hipertensão, diabetes e co-infeção pelo vírus da hepatite B ou C foram todos excluídos do estudo.

### 3.4. Tamanho da amostra

Com base numa prevalência esperada do VIH de 34 % em adultos em ambulatório e numa prevalência de disfunção renal de 6 % em doentes com VIH não expostos ao TDF, utilizando $\alpha = 0,05$, foram necessários 228 participantes para ter 80 % de poder para detetar um Odds Ratio de 3,0 para a disfunção renal em doentes com VIH expostos ao TDF. Foram incluídos mais 20% dos participantes em caso de perda de seguimento, o que perfaz um total de 274 participantes em cada grupo.

A seguinte fórmula foi utilizada para calcular a dimensão da amostra:

$$N = \frac{[u\sqrt{\pi_1(1-\pi_1)+\pi_0(1-\pi_0)} + v\sqrt{2\pi(1-\pi)}]^2}{(\pi_0-\pi_1)^2} \quad (3.1)$$

N foi o tamanho de cada grupo, $\pi_0$ e $\pi_1$ foram proporções, $\pi$ foi a média das proporções; u foi 1,28 para poder de 90 % e 0,84 para poder de 80 %, v foi a estatística Z que foi igual a 1,96 para $\alpha$ igual a 0,05. O TDF está associado a disfunção renal em doentes com VIH em ambulatório. Esperávamos 6 % de disfunção renal entre os doentes com VIH não expostos ao TDF, 18 % de disfunção renal entre os doentes com VIH expostos ao TDF e 50 % de utilização de TDF entre os doentes com VIH na população estudada.

$$N = \frac{[u\sqrt{\pi_1(1-\pi_1)+\pi_0(1-\pi_0)} + v\sqrt{2\pi(1-\pi)}]^2}{(\pi_0-\pi_1)^2}$$

$$= \frac{[0.84\sqrt{0.06(0.94)+0.18(0.82)} + 1.96\sqrt{0.24\times0.88}]^2}{(0.18-0.06)^2}$$

$$= 114$$

Foram necessários 114 participantes em cada braço e um total de 228 participantes na população do estudo.

## 3.5. Determinação da creatinina sérica no laboratório de patologia química da UTH

### 3.5.1. *Metodologia de análise:*

A creatinina plasmática é geralmente medida utilizando métodos químicos ou enzimáticos. O método químico baseia-se na reação entre a creatinina e o picrato alcalino para produzir um composto colorido, o picrato de creatinina; a reação é também designada por reação de Jaffe (Burtis, 2008).

O período de tempo selecionado para a investigação foi entre 2007 e 2013; nesse período, a máquina que estava a ser utilizada no laboratório de patologia química da UTH era a Beckman Coulter AU400. A máquina media a creatinina sérica com base no facto de a creatinina reagir com ácido pícrico num meio alcalino para formar picrato de creatinina, que é um composto de cor amarelo-alaranjada (Coulter, 2006). A máquina era uma forma de espetrofotómetro e determinava a concentração de substâncias em soluções através da determinação da sua absorvância em comprimentos de onda específicos (Coulter, 2006).

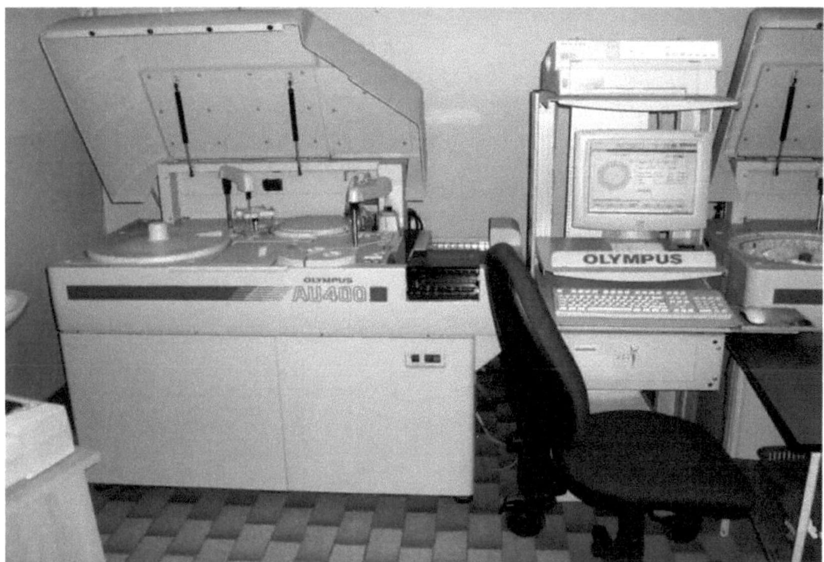


**Figura 1: Imagem do Beckman Coulter AU400**

Quando a luz monocromática incidente com intensidade $I_o$ é irradiada por uma fonte e passa através de uma célula quadrada (cuvete) contendo uma solução de um composto que absorve luz monocromática, a intensidade da luz transmitida $I_s$ será menor do que $I_o$, uma vez que parte da luz incidente é absorvida. A lei de Beer especula que a absorvência da luz monocromática por uma solução é proporcional à absortividade (a), ao comprimento do caminho (b) e à concentração (c) (Burtis, 2008).

$$A = abc \qquad (3.2)$$

Sendo (A) a absorvância, (a) a absortividade, (b) o comprimento do trajeto e (c) a concentração

A proporção direta entre a absorvância e a concentração foi estabelecida em condições específicas. Frequentemente, existia uma relação linear e a lei de Beer só se aplicava ao longo da gama de linearidade e, dentro dessa gama, a concentração de uma solução podia ser calculada com base na absorvância. Dentro do intervalo de linearidade, foi derivada uma constante de calibração que foi utilizada para calcular a concentração de uma solução desconhecida por comparação com a solução de calibração (Burtis, 2008). A partir da equação (3.2)

$$a = \frac{A}{bc} \tag{3.3}$$

Por conseguinte

$$\frac{A_c}{b_c c_c} = \frac{A_u}{b_u c_u} \tag{3.4}$$

Onde (c) e (u) representam o calibrador e o desconhecido e como o comprimento do caminho (b) é o mesmo, resolvendo para a concentração do desconhecido obtemos

$$c_u = \frac{A_u}{A_c} \times c_u \tag{3.5}$$

O instrumento utiliza a equação (3.5) para calcular a concentração da amostra desconhecida a partir do calibrador.

**3.5.2.** *Caraterística específica de desempenho do Beckman Coulter AU400:*

Os reagentes utilizados na determinação de SCr no Beckman Coulter AU400 foram designados reagente 1 e reagente 2. O reagente 1 continha 120 mmol/L de hidróxido de sódio e o reagente 2 continha 2,9 mmol/L de ácido pícrico (Coulter, 2006). A creatinina reagiu com o ácido pícrico num meio alcalino para formar picrato de creatinina, que é um composto de cor amarelo-alaranjada. A taxa de variação da absorvância a 520nm e a 800nm foi diretamente proporcional à concentração de creatinina (Coulter, 2006).

$$\text{Creatinina} + \text{ácido pícrico} \xrightarrow{(NaOH)} \text{picrato de creatinina} \tag{3.b}$$

A máquina recolhe 20µL de amostra de soro que adiciona a 120uL de reagente 1 e 90uL de diluente. Em seguida, adicionam-se 120 ml do reagente 2 à mistura. A máquina mediu a absorvância primária e secundária. A absorvância primária foi medida a 520 nm, enquanto a absorvância secundária foi medida a 800 nm. A sequência completa de reacções tinha 27 pontos de medição; no entanto, para a creatinina, a máquina mediu no ponto número 13 para a absorvância primária e no ponto número 24 para a absorvância secundária. O teste da creatinina sérica com o Beckman Coulter AU400 foi linear no intervalo de 18umol/L a 2200umol/L de creatinina e foi neste intervalo que a medição da creatinina sérica obedeceu à lei de Beer (Coulter, 2006).

**3.5.3.** *Garantia de qualidade interna do Beckman Coulter AU400 no laboratório de patologia química da UTH:*

A Garantia de Qualidade Interna (IQA) foi alcançada através da manutenção da máquina e do controlo de qualidade. A manutenção da máquina foi efectuada diariamente, semanalmente, mensalmente e trimestralmente, de acordo com as orientações do manual do utilizador do Olympus AU400. O Controlo de Qualidade Interno (CQI), por outro lado, deu a medida da imprecisão do método. O CQI era efectuado todas as manhãs e envolvia a calibração da máquina e a execução de amostras de Controlo de Qualidade (CQ), que eram todas preparadas comercialmente numa forma liofilizada. A calibração foi efectuada utilizando um reagente de calibrador múltiplo que calibrou a maioria dos testes efectuados pela máquina, incluindo a creatinina. Para reconstituir o calibrador múltiplo, que vinha numa forma liofilizada, adicionaram-se 5 ml de água destilada e deixou-se dissolver à temperatura ambiente durante 30 minutos. Foram feitas alíquotas e armazenadas a -18°C, onde permaneceram estáveis durante 21 dias e utilizadas durante esse período. Para a qualidade

Reagentes de controlo (CQ): foram utilizados dois reagentes preparados comercialmente, designados por controlo 1 e controlo 2. Estes foram preparados juntamente com o calibrador. Também se encontravam numa forma liofilizada e, para reconstituir, foram adicionados 5 ml de água destilada a cada um deles e deixou-se dissolver durante 30 minutos à temperatura ambiente antes de utilizar. As alíquotas dos controlos foram armazenadas a -18°C, onde permaneceram estáveis durante 21 dias (UTH, 2012a) e (UTH, 2012b).

A calibração e o controlo de qualidade dos testes efectuados num determinado dia eram realizados todas as manhãs. Também se efectuava sempre que um reagente a bordo era mudado e, nesses casos, a calibração e o CQ eram feitos apenas para o novo reagente a bordo. Após a calibração e o CQ terem sido efectuados, os resultados do CQ eram representados num gráfico de Levey-Jennings. A qualificação do CQ dependia do facto de o resultado obtido no CQ para um determinado dia violar ou não as regras de Westgard, após a representação gráfica num gráfico de Levey-Jennings. A execução das amostras dos doentes só começa quando o CQ é qualificado e o CQ só é qualificado se nenhuma das regras de Westgard for violada (UTH, 2012a) e (UTH, 2012b).

**3.5.4.** *Garantia de qualidade externa no laboratório de patologia química da UTH:*

A Garantia de Qualidade Externa (EQA) no laboratório de patologia química do UTH foi conseguida através da participação num esquema de ensaio de proficiência externo. A EQA mede a proximidade entre o resultado obtido por um método e o valor de referência. As amostras dos ensaios de proficiência foram enviadas do Laboratório Nacional de Saúde (NHLS), situado na República da África do Sul, uma vez de três em três meses. As amostras foram manuseadas da mesma forma que as amostras dos doentes. O registo dos resultados obtidos a partir das amostras de ensaio de proficiência foi mantido antes de se enviar uma cópia ao fornecedor do esquema, que deu feedback ao laboratório sobre o desempenho do método (UTH, 2012b).

### 3.6. Determinação da presença de disfunção renal

A disfunção renal foi determinada utilizando a $CL_{cr}$, que foi calculada a partir da creatinina sérica, do peso e da idade de um participante utilizando a equação de Cockcroft-Gault. A idade, o sexo e a creatinina sérica dos participantes foram obtidos a partir dos ficheiros dos participantes selecionados. A equação de Cockcroft-Gault teve em conta a idade, o peso corporal e a creatinina sérica no cálculo da $CL_{cr}$, tornando-a muito sensível a quaisquer alterações na TFG (Fernandez-Fernandez, 2011). A CrS pode não subir acima do limite superior do normal até a TFGe descer para menos de 60mL/min/1,73m$^2$, o que aumenta as hipóteses de ignorar a lesão renal utilizando apenas a CrS (Fernandez, 2011). Embora a $CL_{cr}$ calculada através da equação de Cockcroft-Gault seja sensível às alterações da TFGe, pode subestimar a extensão da disfunção renal se a massa muscular for inferior à idade do doente, o que é geralmente o caso no VIH (Fernandez-Fernandez, 2011). A $CL_{cr}$ foi calculada utilizando a equação de Cockcroft-Gault:

$$CL_{cr} \text{ estimada (mL/min)} = \frac{(140 - \text{idade [anos] x peso [kg]})}{(0{,}815 \text{ x SCr (umol/ L)})} \quad (3.6)$$

Multiplicado por 0,85 para as mulheres

Neste estudo, a disfunção renal foi definida pelo critério K/DOQI. De acordo com o critério K/DOQI, a disfunção renal calculada a partir da equação de Cockcroft-Gault foi classificada da seguinte forma: $CL_{cr} \geq$ 90mL/min foi considerada sem disfunção renal; $CL_{cr}$ de 60 - 89mL/min foi considerada disfunção renal ligeira (K/DOQI estádio 2); $CL_{cr}$ de 30 - 59mL/min foi considerada disfunção moderada (K/DOQI estádio 3); e $CL_{cr}$ inferior a 30mL/min foi considerada disfunção grave (K/DOQI estádios 4 e 5).

### 3.7. Instrumentos de recolha de dados e variáveis

A idade, o sexo, o peso dos doentes no início da terapêutica; aos seis meses de terapêutica; e ao fim de um ano de terapêutica, a creatinina sérica no início da terapêutica; aos 6 meses de terapêutica; e aos 12 meses foram recolhidos dos processos dos doentes. A recolha de informação dos processos iniciou-se em dezembro de 2013 e terminou em março de 2014. Para a recolha dos dados, foi obtida junto da AIDC uma folha de cálculo Microsoft Excel, com dados tabulados em colunas que reflectiam o número de TARV do doente, os nomes, a data de início da terapêutica, os fármacos que o doente tomava, o sexo e a idade. A folha de cálculo foi depois separada em casos, que incluíam apenas os doentes em tratamento com um regime à base de TDF, e controlos, que incluíam os doentes em tratamento com um regime à base de D4T ou com um regime à base de AZT. Ver Apêndice: 3.1.

Utilizando a folha de cálculo, foi sistematicamente selecionado de forma aleatória um total de quinhentos e quarenta e nove (549) participantes. Mil trezentos e noventa e seis (1396) doentes com VIH/SIDA estavam a ser tratados com um regime à base de TDF, enquanto quatro mil quatrocentos e cinquenta e três (4 453) doentes estavam a ser tratados com um regime à base de AZT ou de D4T. Do total de 1.396 em regime à base de TDF, duzentos e setenta e cinco (275) participantes foram sistematicamente selecionados de forma aleatória para o grupo de estudo. A seleção dos participantes no grupo de estudo começou na posição vinte e seis (26) e os participantes foram selecionados em intervalos de cinco em cinco. Duzentos e setenta e quatro (274) participantes com sexo correspondente ao dos participantes no grupo de estudo foram selecionados de entre os 4 453 que constituíam o grupo de controlo.

Foi elaborada uma lista de casos e controlos selecionados emparelhados. Ver Apêndice: 3.2. A lista de participantes emparelhados foi então impressa e utilizada para encontrar os ficheiros dos doentes a partir dos quais foram obtidas informações. Apenas cerca de 20 % dos ficheiros foram encontrados por este método, porque alguns ficheiros não puderam ser encontrados. Isto obrigou a alterar o método de amostragem para selecionar aleatoriamente e incluir qualquer ficheiro de doente encontrado nas gavetas. Os ficheiros de doentes em tratamento com TDF foram incluídos no grupo de estudo. Um número equivalente de ficheiros de doentes do sexo correspondente em tratamento com o regime à base de D4T ou com o regime à base de AZT foi incluído no grupo de controlo. Cada gaveta foi verificada apenas uma vez para evitar selecionar o mesmo ficheiro de doentes mais do que uma vez.

As informações foram recolhidas a partir de formulários denominados formulários de acompanhamento clínico que se encontravam nos processos dos doentes. Estes formulários indicavam a data em que o doente iniciou a terapêutica, a idade do doente, o peso do doente em cada consulta, o sexo do doente e a combinação de medicamentos que o doente estava a tomar. As concentrações de SCr na data de início da terapêutica, 6 meses de terapêutica e 1 ano de terapêutica foram obtidas a partir das fichas de resultados anexadas aos processos dos doentes. As informações obtidas nos processos dos doentes foram registadas numa folha de recolha de dados. Ver Anexo: 3.3.

**3.7.1.** *Variáveis:*

As variáveis apresentadas no quadro seguinte foram as variáveis de interesse obtidas a partir dos processos dos doentes. A variável dependente foi a disfunção renal. As variáveis independentes foram: tratamento com TDF, idade e sexo.

**Quadro 3.1: Variável de interesse**

| Tipo de variável | Definição das variáveis | Unidades |
|---|---|---|
| **Variáveis dependentes**<br>- Disfunção renal | $CL_{cr} \geq$ 90mL/min é disfunção normal, $CL_{cr}$ de 60 - 89mL/min é ligeira, $CL_{cr}$ de 30 - 59mL/min é moderada; $CL_{cr} <$ 30mL/min é disfunção renal grave | mL/min |
| **Variáveis independentes**<br>• Exposição ao TDF<br>• Sexo<br>• Idade | Tratamento com regime à base de TDF | |
| | Sexo - (género) | |
| | Idade-(Idade na visita) | Anos |

**3.7.2.** *Tratamento de dados:*

Os dados primários foram guardados tal como foram originalmente recolhidos num ficheiro separado e não deviam ser alterados. Foi feita uma cópia dos dados primários e foram efectuadas todas as alterações necessárias para formatar os dados de forma a poderem ser analisados por ferramentas de análise de dados. Ao formatar os dados, foi criada uma chave de definição de variáveis que dá uma descrição dos acrónimos utilizados na tabela durante a análise. Ver Apêndice: 3 .4.

**3.7.3.** *Análise dos dados:*

Os dados foram introduzidos no software STATA versão 12 para análise. Foi efectuada uma análise univariada para descrever a distribuição das variáveis individuais nos casos e nos controlos. A análise multivariada foi efectuada para descrever a relação de múltiplas variáveis entre si.

### 3.8. Considerações éticas

A autorização para aceder aos dados da base de dados foi obtida junto da direção da UTH e a aprovação ética foi feita pela Excellence in Research Ethics and Science (ERES). Para garantir o anonimato, não foram utilizados os nomes nem as moradas dos participantes, mas foram-lhes atribuídos números de acesso que foram utilizados para identificação. Não foram obtidos nem utilizados todos os identificadores possíveis dos doentes, que podem incluir a raça do doente. E, uma vez que foram utilizados dados da base de dados, não houve contacto com os próprios doentes.

### 3.9. Limitações do estudo

O estudo foi limitado porque a disfunção renal foi determinada utilizando a $CL_{cr}$ calculada através da equação de Cockcroft-Gault, que pode subestimar a disfunção renal em caso de perda de peso num doente (Fernandez-Fernandez, 2011). Pode sugerir-se a realização de um ensaio clínico aleatório (ECA) para obter mais resultados, uma vez que o desenho utilizado neste estudo não permitiu determinar relações causais.

# CAPÍTULO 4: RESULTADOS

### 4.0. Resultados descritivos

O estudo contou com um total de 549 participantes. O grupo de estudo e o grupo de controlo eram comparáveis, com 275 participantes expostos a um regime baseado no TDF e 274 participantes expostos a um regime não baseado no TDF (D4T ou AZT). Do número total de 275 participantes no grupo de estudo, 131 eram do sexo masculino, enquanto os restantes 144 eram do sexo feminino. Do total de 274 participantes no grupo de controlo, 131 eram do sexo masculino e os restantes 143 do sexo feminino.

### 4.1. Caraterísticas dos participantes na linha de base e após 1 ano de exposição à TARV

Os participantes do estudo eram significativamente mais velhos do que os participantes do grupo de controlo. A idade mediana dos participantes no grupo de estudo era de 29 anos, com os quartis inferiores a 19 anos e o quartil superior a 35 anos, em comparação com a idade mediana de 20 anos, com os quartis inferiores a 17 anos e o quartil superior a 30 anos no grupo de controlo, $P<0,001$. Ver Tabela: 4.1.

A mediana da $CL_{cr}$ basal não foi significativamente diferente entre o grupo de estudo e o grupo de controlo; ambos se encontravam no intervalo normal da $CL_{cr}$; 99,39 mL/min versus 104,58 mL/min, $P= 0,0574$. Por outro lado, a mediana da $CL_{cr}$ em 1 ano no grupo de estudo foi significativamente menor do que a mediana da $CL_{cr}$ no grupo de controlo; 93,87 mL/min versus 115,07 mL/min, P<0,001. Ver Tabela: 4.1.

**Tabela 4.1: Estatísticas resumidas da população do estudo**

| | Controlo | | | Casos | | | |
|---|---|---|---|---|---|---|---|
| Variáveis | 25 % | 50 % | 75 % | 25 % | 50 % | 75 % | Valor P |
| Idade (anos) | 17 | 20 | 30 | 19 | 29 | 35 | 0.0001 |
| Peso inicial (Kg) | 46 | 52 | 60 | 48 | 55.5 | 64 | 0.0053 |
| 1 ano peso (kg) | 48.5 | 54.5 | 63 | 50.9 | 58 | 66 | 0.004 |
| SCr de base (µmolZL) | 59 | 67 | 75.1 | 63 | 71.8 | 86 | 0.0001 |
| 1 ano SCr(µmolZL) | 54.2 | 63.3 | 73 | 66 | 78.9 | 94 | 0.0001 |
| $CL_{cr}$ basal(mL/min) | 90.1 | 104.5 | 118.2 | 78.9 | 99.39 | 120.6 | 0.0574 |

| 1 ano $CL_{cr}$(mL/min) | 96.1 | 115.1 | 132.4 | 79.5 | 93.87 | 115.9 | 0.0001 |
|---|---|---|---|---|---|---|---|

## 4.2. Gravidade da disfunção renal categorizada por exposição ao TDF

Utilizando os critérios K/DOQI de classificação da disfunção renal, os casos de disfunção renal foram identificados e classificados no grupo de estudo e no grupo de controlo no início e após 1 ano de terapia. Um total de 162 participantes, de um total de 549 participantes na população do estudo, tinha disfunção renal na linha de base, o que se traduziu numa prevalência de disfunção renal pré-existente de 29,5% na população do estudo. Um total de 170 participantes de um número total de 549 participantes na população do estudo tinha disfunção renal após 1 ano de tratamento, o que se traduziu numa prevalência de disfunção renal de 31% na população do estudo após 1 ano de TAR. Ver Quadro: 4.2.

**Tabela 4.2: Gravidade da disfunção renal categorizada por exposição ao TDF**

| | | Disfunção Renal de base | | 1 ano de disfunção Renal | |
|---|---|---|---|---|---|
| | | Contagem | Percentagem | Contagem | Percentagem |
| | | | -- %-- | | -- %-- |
| Controlo | Sem disfunção renal | 207 | 75.55 | 229 | 83.58 |
| | Disfunção renal ligeira | 60 | 21.9 | 38 | 13.87 |
| | Disfunção renal moderada | 7 | 2.55 | 7 | 2.55 |
| | Disfunção renal grave | 0 | | 0 | |
| Caso | Sem disfunção renal | 180 | 65.45 | 150 | 54.55 |
| | Disfunção renal ligeira | 81 | 29.45 | 108 | 39.27 |
| | Disfunção renal moderada | 14 | 5.09 | 14 | 5.09 |
| | Disfunção renal grave | 0 | | 3 | 1.09 |
| Total | | 549 | | 549 | |

### 4.3. Comparação entre as depurações de creatinina na linha de base e ao fim de um ano no grupo de controlo

Foi efectuado um teste t emparelhado para comparar a $CL_{cr}$ inicial com a $CL_{cr}$ após 1 ano de tratamento no grupo de controlo. A mediana da $CL_{cr}$ no grupo de controlo aumentou significativamente ao fim de 1 ano, em comparação com a $CL_{cr}$ inicial, numa média de 10,75mL/min, com um Intervalo de Confiança de 95% (IC 95%) que variou entre 8,36mL/min e 13,14mL/min e P<0,001. Ver Tabela: 4.3.

**Tabela 4.3: Resultados do teste t emparelhado para a $CL_{cr}$ na linha de base e ao fim de um ano no grupo de controlo**

| Variável | Obs | Média | Std. Dev. | [Intervalo de 95 %] | Confiança |
|---|---|---|---|---|---|
| $CL_{cr}$ de base | 274 | 106.61 | 26.54 | 103.45 | 109.76 |
| 1 ano $CL_{cr}$ | 274 | 117.36 | 30.99 | 113.67 | 121.05 |
| Difícil | 274 | -10.75 | 20.09 | -13.14 | -8.36 |

mean(diff)= mean(Baseline CLcr - 1 year CLcr); t= -8,8603; graus de liberdade= 273

Ho: média(diff)= 0

P(|T|> |t|)< 0,001

### 4.4. Comparação entre as depurações de creatinina na linha de base e ao fim de um ano no grupo de estudo.

Foi efectuado um teste t emparelhado para comparar a $CL_{cr}$ inicial com a $CL_{cr}$ após 1 ano de tratamento no grupo do estudo . Os resultados mostraram que a $CL_{cr}$ após 1 ano diminuiu significativamente numa média de 4,29mL/min em relação à $CL_{cr}$ inicial, com um IC de 95% que variou entre 1,59mL/min e 7mL/min e $P$= 0,0019. Ver Tabela: 4.4.

**Tabela 4.4: Resultados do teste t emparelhado para a depuração da creatinina na linha de base e ao fim de um ano no grupo de estudo**

| Variável | Obs | Média | Std. Dev. | [Intervalo de 95 %] | Confiança |
|---|---|---|---|---|---|
| $CL_{cr}$ de base | 275 | 102.08 | 29.09 | 98.63 | 105.54 |

| 1 ano $CL_{cr}$ | 275 | 97.79 | 28.29 | 94.43 | 101.15 |
|---|---|---|---|---|---|
| Difícil | 275 | 4.29 | 22.76 | 1.59 | 7.00 |

mean(diff)= mean(Baseline CLcr - 1 year CLcr); t= -3,1289; graus de liberdade= 274

Ho: média(diff)= 0

$P(|T|> |t|)= 0,0019$

**4.5. Frequência de desenvolvimento de disfunção renal (disfunção renal) após 1 ano de TARV na população estudada**

A frequência de desenvolvimento de $CL_{cr}$ anormal (disfunção renal) após um ano de TARV, a partir de uma $CL_{cr}$ normal (sem disfunção renal) na linha de base, foi comparada entre o grupo de estudo e o grupo de controlo. Os resultados mostraram que um maior número de participantes no grupo de estudo desenvolveu disfunção renal em comparação com os participantes no grupo de controlo; 51 em 180 no grupo de estudo contra 8 em 207 no grupo de controlo. Ver Figura: 4.1.

**Figura 4.1: Frequência de desenvolvimento de $CL_{cr}$ anormal (disfunção renal) após 1 ano de TARV na população em estudo**

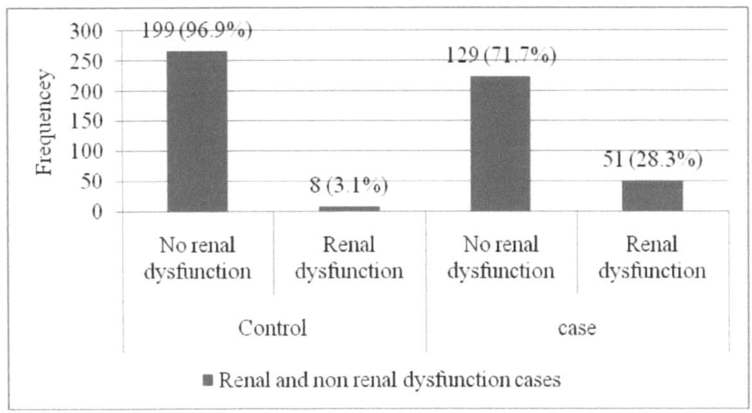


O teste do qui-quadrado (teste $\chi^2$) foi realizado para avaliar a força da evidência de que a exposição ao TDF realmente afetou a probabilidade de os pacientes desenvolverem disfunção renal após 1 ano em participantes que não tinham disfunção renal na linha de base. O modelo foi estatisticamente significativo com $\chi^2 = 44,6114$ e $P< 0,001$. Estes resultados mostraram que os participantes no grupo de estudo tinham uma maior probabilidade de desenvolver disfunção renal após 1 ano de não terem disfunção renal na linha de base em comparação com os participantes no grupo de controlo. Ver Tabela: 4.5.

**Tabela 4.5: Frequência do desenvolvimento de disfunção renal (DR) em casos e controlos após 1 ano de tratamento**

| Exposição ao TDF | RD após 1 ano | | Total de doentes |
|---|---|---|---|
| | Sim | Não | |
| | 51 (28.3 %) | 129(71.7 %) | 180 |
| Controlos | 8(3.1 %) | 199(96.9 %) | 207 |
| Total | 59(15.2 %) | 328(84.8 %) | 387 |

## 4.6. Comparação da probabilidade de desenvolvimento de disfunção renal após 1 ano de TARV na população estudada.

Para determinar as probabilidades de desenvolvimento de disfunção renal em relação à ausência de disfunção renal na linha de base, foi efectuada uma regressão logística. O modelo logístico final incluiu a idade, o género e o resultado $CL_{cr}$ a um ano em relação à exposição ao regime baseado no TDF. O modelo foi estatisticamente significativo para a exposição ao TDF e para a idade, mas não foi significativo para o género. A probabilidade de um doente desenvolver disfunção renal após um ano de terapêutica com um regime à base de TDF, controlado para a idade e o sexo, foi de 8,77 (95% CI 3,97 a 19,34). Ver Tabela: 4.6.

O aumento da idade também aumentou significativamente a probabilidade de desenvolver disfunção renal após um ano de tratamento com o regime à base de TDF, $P<0,001$. A probabilidade de desenvolver disfunção renal após um ano de tratamento com o regime à base de TDF aumentou em 1,07 por unidade de aumento na idade, com IC de 95% variando de 1,03 a 1,11. No entanto, o género não mostrou uma associação significativa com o desenvolvimento de disfunção renal após um ano de tratamento com o regime baseado em TDF, $P= 0,12$. Ver Tabela: 4.6.

**Tabela 4.6: Modelo de regressão logística com o desenvolvimento de disfunção renal após 1 ano de TARV como variável dependente**

| Variáveis independentes | Rácio de probabilidade | Err. | *P* | [Intervalo Confiança de 95% | |
|---|---|---|---|---|---|
| Idade | 1.07 | 0.02 | 0.001 | 1.03 | 1.11 |
| Género | 1.62 | 0.50 | 0.122 | 0.88 | 2.98 |
| Exposição ao TDF | 8.77 | 3.54 | 0 | 3.97 | 19.34 |
| Constante | 0.01 | 0.00 | 0 | 0.00 | 0.02 |

*N= 387*

# CAPÍTULO 5: DISCUSSÃO DOS RESULTADOS DA INVESTIGAÇÃO

## 5.0. Discussão

O estudo visava determinar se os doentes com VIH/SIDA tratados com um regime à base de TDF na UTH desenvolviam mais disfunção renal ao fim de um ano de tratamento do que os tratados com um regime à base de D4T ou de AZT. Os resultados deste estudo mostraram uma diminuição da depuração mediana da creatinina após 1 ano de terapia numa média de 4,39mL/min em comparação com a $CL_{cr}$ de base, *P* 0,001 no grupo de estudo, o que significou uma redução da função renal após 1 ano de tratamento com TDF. Além disso, os resultados deste estudo também mostraram uma associação entre os tratamentos com o regime à base de TDF e a disfunção renal, em que os doentes com VIH/SIDA em tratamento com o regime à base de TDF tinham 8,77 vezes mais probabilidades de desenvolver disfunção renal após 1 ano de terapia, em comparação com os que estavam a seguir o regime à base de D4T ou o regime à base de AZT, P<0,001. Esta evidência de que o TDF está associado à disfunção renal foi acentuada em muitos estudos, incluindo os estudos de Mauss (2005), Gallant (2005), Fernandez-Fernandez (2011), Zimmermann (2006), Poizot-Martin (2013), Thompson (2012), Calza (2012), Judd (2010), Tanaka (2013), Labarga (2009) e Tourret (2013), todos os quais falaram da associação do TDF com a disfunção renal. Mauss (2005) demonstrou que os doentes tratados com tenofovir apresentavam uma TFGe média e uma depuração da cistatina C significativamente mais baixas do que os doentes tratados com um regime não baseado no TDF, o que os levou a concluir que, apesar de a TFGe se manter no intervalo normal, o tratamento com um regime baseado no TDF estava associado a uma TFGe mais baixa, um resultado que coincide com o do presente estudo, na medida em que os doentes tratados com TDF apresentavam uma redução da CLcr, o que implica uma redução da TFGe. Gallant (2005) também verificou que os doentes que tomavam um regime à base de TDF tinham uma $CL_{cr}$ significativamente reduzida em 4% após um ano de tratamento, em comparação com os doentes que tomavam outros NRTI, o que coincide igualmente com os resultados deste estudo. A correlação significativa entre o Ctrough-TDF e a diminuição da TFG evidencia um efeito tóxico dependente da concentração do TDF na filtração glomerular, também encontrado por Poizot-Martin (2013), e coincide com estudos anteriores que relatam uma nefropatia tubular em doentes com um regime à base de TDF. No entanto, os resultados deste estudo discordam do estudo de Banda (2010), a controvérsia pode ser atribuída ao facto de Banda ter utilizado uma combinação de SCr, eGFR e débito urinário, conforme explicado pelo RIFLE, como critérios de determinação da disfunção renal, que era demasiado ampla porque englobava três métodos diferentes ao mesmo tempo, em oposição ao critério K / DOQI neste estudo, na verdade, isso também explica por que Banda encontrou uma prevalência de linha de base de disfunção renal de 42% vs. 29,5% deste estudo. No entanto, é de salientar que a prevalência da disfunção renal de base de 29,5% neste estudo está de certo modo de acordo com a prevalência de 34,5% encontrada no estudo de Mulenga (2008), que também utilizou a $CL_{cr}$ para determinar a disfunção renal e o critério K/ DOQI para a classificar. Por conseguinte, com as evidências dos resultados da investigação, foi rejeitada a hipótese nula de que os doentes com VIH/SIDA em tratamento com um regime à base de TDF na UTH não têm uma probabilidade três vezes maior de desenvolver disfunção renal ao fim de um ano de terapia, em comparação com os que estão a seguir um regime à base de D4T ou de AZT.

## 5.1. Conclusão

Uma vez que o teste t emparelhado, o teste do qui-quadrado e o modelo de regressão logística foram todos significativos com $P<0,001$. Pode concluir-se que os adultos com VIH/SIDA em tratamento com um regime à base de TDF têm 8,77 vezes mais probabilidades de desenvolver disfunção renal ao fim de um ano de tratamento do que os que não tinham disfunção renal no início do tratamento, em comparação com os que estavam a ser tratados com um regime não baseado em TDF. Por conseguinte, foi rejeitada a hipótese nula de que os adultos com VIH/SIDA em tratamento com o regime à base de TDF na UTH não têm uma probabilidade três vezes superior de desenvolver disfunção renal ao fim de um ano de terapia, em comparação com os doentes com VIH/SIDA em regime à base de D4T ou AZT.

## 5.2. Recomendações

O estudo mostrou que o tratamento com o regime à base de TDF aumentou a probabilidade de desenvolver disfunção renal após um ano de terapia. Mostrou que um doente com VIH/SIDA em tratamento com o regime à base de TDF tinha 8,77 vezes mais probabilidades de desenvolver disfunção renal após um ano de terapia, em comparação com um doente com VIH/SIDA em tratamento com o regime à base de D4T ou com o regime à base de AZT. Por conseguinte, pode recomendar-se que os doentes em tratamento com um regime à base de TDF façam controlos e acompanhamentos renais frequentes durante o tratamento para aumentar os benefícios do tratamento com TDF ou, se possível, mudar para um regime não baseado em TDF. Além disso, sugere-se a realização de um ensaio de controlo aleatório (RCT) para determinar a relação causal entre o TDF e a disfunção renal no nosso contexto.

# APÊNDICES

**Apêndice 3.1: Folha de cálculo para a seleção dos participantes**

| ARTE # | Nome próprio | Apelido | Data de início da terapêutica | Nome do medicamento | Outra doença | Sexo | Idade | Jogo # |
|---|---|---|---|---|---|---|---|---|
| DMD | JJJ | Ccc | 16-Jan-08 | TDF/3TC | TB | Masculino | 28 | 1 |
| DMD | Uuu | Xxx | 12-Dez-11 | TDF/3TC |  | Feminino | 18 | 2 |
| DMD | Fff | Bbb | 2-maio-07 | TDF/3TC |  | Feminino | 33 | 3 |
| DMD | Nnn | Vvv | 12-Fev-12 | 3TC/D4T(30mg) | TB | Masculino | 28 | 1 |
| DMD | Zzz | Aaa | 1-Dez-09 | AZT/3TC |  | Feminino | 18 | 2 |
| DMD | Ggg | Mmm | 30-Jun-10 | AZT/3TC |  | Feminino | 33 | 3 |
|  |  |  |  |  |  |  |  |  |
|  |  |  |  |  |  |  |  |  |
|  |  |  |  |  |  |  |  |  |
|  |  |  |  |  |  |  |  |  |
|  |  |  |  |  |  |  |  |  |
|  |  |  |  |  |  |  |  |  |
|  |  |  |  |  |  |  |  |  |
|  |  |  |  |  |  |  |  |  |
|  |  |  |  |  |  |  |  |  |
|  |  |  |  |  |  |  |  |  |
|  |  |  |  |  |  |  |  |  |
|  |  |  |  |  |  |  |  |  |
|  |  |  |  |  |  |  |  |  |
|  |  |  |  |  |  |  |  |  |
|  |  |  |  |  |  |  |  |  |
|  |  |  |  |  |  |  |  |  |
|  |  |  |  |  |  |  |  |  |
|  |  |  |  |  |  |  |  |  |
|  |  |  |  |  |  |  |  |  |
|  |  |  |  |  |  |  |  |  |
|  |  |  |  |  |  |  |  |  |
|  |  |  |  |  |  |  |  |  |
|  |  |  |  |  |  |  |  |  |

**Apêndice 3.2: Folha de participantes emparelhados**

| Jogo # | ARTE # | Nome | ART# | Nome | Género | Idade |
|---|---|---|---|---|---|---|
| 1 | DMD | JjjCcc | DMD | NnnVvv | Masculino | 28 |
| 2 | DMD | Uuu Xxx | DMD | ZzzAaa | Feminino | 18 |
| 3 | DMD | FffBbb | DMD | GggMmm | Feminino | 33 |
| | | | | | | |
| | | | | | | |
| | | | | | | |
| | | | | | | |
| | | | | | | |
| | | | | | | |
| | | | | | | |
| | | | | | | |
| | | | | | | |
| | | | | | | |
| | | | | | | |
| | | | | | | |
| | | | | | | |
| | | | | | | |
| | | | | | | |
| | | | | | | |
| | | | | | | |
| | | | | | | |
| | | | | | | |
| | | | | | | |
| | | | | | | |
| | | | | | | |
| | | | | | | |
| | | | | | | |
| | | | | | | |
| | | | | | | |
| | | | | | | |
| | | | | | | |
| | | | | | | |
| | | | | | | |

**Apêndice 3.3: Folha de recolha de dados**

| P.N | Idade | Género (F/M)(0/1) | Peso (kg) | | | SCr(umol/L) | | | TDF/AZT/D4T 1/2/3 |
|---|---|---|---|---|---|---|---|---|---|
| | | | linha de base | 6meses | 12 meses | linha de base | 6meses | 12 meses | |
| 1 | 28 | 1 | 55.6 | 58 | 60.9 | 65.1 | 67.4 | 80.2 | 1 |
| 2 | 18 | 0 | 63.4 | 60.5 | 61 | 63.5 | 72.6 | 80.5 | 1 |
| 3 | 33 | 0 | 82.4 | 79.1 | 77.3 | 69. | 67.5 | 65 | 1 |
| 4 | 28 | 1 | 44.1 | 45 | 44.4 | 50.82 | 56 | 69 | 3 |
| 5 | 18 | 0 | 68.4 | 70 | 69 | 84.3 | 79 | 83 | 2 |
| 6 | 33 | 0 | 70.1 | 70 | 73.3 | 71 | 64.3 | 93.91 | 2 |
| 7 | | | | | | | | | |
| 8 | | | | | | | | | |
| 9 | | | | | | | | | |
| 10 | | | | | | | | | |
| N | | | | | | | | | |
| | | | | | | | | | |
| | | | | | | | | | |
| | | | | | | | | | |
| | | | | | | | | | |
| | | | | | | | | | |
| | | | | | | | | | |
| | | | | | | | | | |
| | | | | | | | | | |
| | | | | | | | | | |
| | | | | | | | | | |
| | | | | | | | | | |
| | | | | | | | | | |
| | | | | | | | | | |
| | | | | | | | | | |
| | | | | | | | | | |
| | | | | | | | | | |
| | | | | | | | | | |
| | | | | | | | | | |
| | | | | | | | | | |
| | | | | | | | | | |

**Apêndice 3.4: Definição da variável Chave**

| Variable Identifier | Variable Name |
|---|---|
| 1. PN | Participant's Number |
| 2. Age(years) | Age in years |
| 3. Gender(0/1) | male/female |
| 4. W. base | Baseline weight |
| 5. W. base | Weight at 6 months |
| 6. C. base | Baseline creatinine |
| 7. C.6mon | Creatinine at 6 months |
| 8. C.12mon | Creatinine at 1 year |
| 9. CL. base | Baseline creatinine clearance |
| 10. CL.6mon | Creatinine clearance at 6 months |
| 11. CL.12mon | Creatinine clearance at 1 year |
| 12. TDF EXPO(1/0) | TDF exposure (Yes/No) |
| 13. KdPr12mYN | Renal Dysfunction after 1 year of TDF therapy(Yes/No) |
| 14. KP(0) | No kidney dysfunction(CL≥90mL/min) |
| 15. KP(1) | Mild kidney dysfunction (CL of 60-89mL/min) |
| 16. KP(2) | Moderate kidney dysfunction(CL of 30-59mL/min) |
| 17. KP(3) | Severe kidney dysfunction (CL<30mL/min) |
| 18. KdPrbase | kidney dysfunction at baseline |
| 19. KdPr6m | kidney dysfunction at 6 months |
| 20. KdPr12m | kidney dysfunction at 1 year |

# REFERÊNCIAS


1. ANTONIOU T, R. J., CHIRHIN S, YOONG D, GOVAN V, GOUGH K, RACHLIS A E LOUTFY M (2005) Incidência e factores de risco da nefrotoxicidade induzida pelo tenofovir: um estudo de coorte retrospetivo. *HIV medicine,* 6**,** 284-290.

2. ARENDSE G, W. N., OKPECHI I AND SWANEPOEL C (2010) The acute, the chronic and the news of HIV-related renal disease in Africa. *Kidney International* 78**,** 239-245.

3. BANDA J, M. A., SIZIYA S, MWEENE M, ANDREWS B ANS LAKHI S (2010) Prevalência e factores associados à disfunção renal em adultos seropositivos e negativos no Hospital Universitário de Lusaca. *Jornal Médico da Zâmbia,* 37**,** 136-142.

4. BOYD, A. A. A. M. (2013) Agentes poupadores de regimes antirretrovirais da classe dos inibidores da transcriptase reversa nucleosídeos(tidas): uma revisão da literatura recente. *AIDS RESEARCH AND THERAPY,* 10**,** 1- 9.

5. BRENNAN A, E. D., MASKEW M, NAICKER S, IVE P, SANNE I, MAOTOE T E FOX M (2011) Relação entre disfunção renal, nefrotoxicidade e morte em adultos com VIH que tomam tenofovir. *AIDS,* 25**,** 1603-1609.

6. BRENNAN A, E. D., MASKEW M, NAICKER S, IVE P, SANNE I, MAOTOE T E FOX M (2011) Relação entre disfunção renal, nefrotoxicidade e morte entre adultos com VIH que tomam tenofovir. *AIDS,* 25**,** 1603-1609.

7. BURTIS C, A. E., BURNS D, SAWYERS B (2008) (Ed.6) *Tietz Fundermentals of Clinical Chemistry,* Philadelphia, Saunders Elservier.

8. BUSHMAN, C. R. A. D. (2011) Integração do ADN do VIH. *Cold Spring Harbor Prospectives in Medicine,* 2.

9. CALZA, L. (2012) Toxicidade renal associada à terapia antirretroviral. *Ensaios Clínicos em HIV,* 13**,** 189- 211.

10. COCOHOBA, J. (2008) Interações medicamentosas anti-retrovirais e efeitos secundários adversos. *Estudos avançados em farmácia,* 5**,** 105- 113.

11. COOPER R, W. N., SMITH N, KEISER P, NAICKER S E TONELLI M (2010) Revisão Sistemática e Meta-análise: Renal Safety of Tenofovir Disoproxil Fumarate in HIV- Infected Patients. *Clinical Infectious Diseases,* 51**,** 496-505.

12. COULTER, B. (2006) Guia de reagentes de química clínica. *Olympus Life and Material Science Europa GmbH.*

13. FERNANDEZ-FERNANDEZ B, M.-F. A., SANZ A, SANCHEZ-NI~ M, IZQUIERDO M, POVEDA J, SAINZ-PRESTEL V, ORTIZ-MARTIN N, PARRA-RODRIGUEZ A, SELGAS R, RUIZ-ORTEGA M, EGIDO J, AND ORTIZ A (2011) Tenofovir Nephrotoxicity: 2011 Update. *Investigação e Tratamento da SIDA,* 2011, 11.

14. FORD N, C. A., AND MOFENSON L (2011) Safety of efavirenz in the first trimester of pregnancy: an updated systematic review and metaanalysis. *AIDS,* 25, 2301- 2304.

15. GALLANT J, P. M., KERULY J, AND MOORE R (2005) Changes in Renal Function Associated with Tenofovir Disoproxil Fumarate Treatment, Compared with Nucleoside ReverseTranscriptase Inhibitor Treatment. *Clinical Infectious Diseases* 40, 1194-1198.

16. H. BYGRAVE, K. K., K. HILDERBRAND, G. JOUQUET, E. GOEMAERE, N. VLAHAKIS, L. TRIVIN~O, L. MAKAKOLE, E NATHAN FORD (2011) Renal Safety of a Tenofovir- Containing First Line Regimen: Experience from an Antiretroviral Cohort in Rural Lesotho. *Acesso livre,* 6.

17. HAZUDA, A. E. A. D. (2012) Terapia com medicamentos anti-retrovirais para o VIH-1. *Coldspring Habor Laboratory Press,* 2, 1- 23.

18. JUDD A, B. L., STO "HR W, DUNN D, BUTLER K, LYALL H, SHARLAND M, SHINGADIA D, RIORDAN A E GIBB D (2010) Effect of tenofovir disoproxil fumarate on risk of renal abnormality in HIV-1-infected children on antiretroviral therapy: a nested case-control study. *AIDS* 24, 525-534.

19. KALAYJIAN, R. C. (2011) Renal Issues in HIV Infection (Questões renais na infeção pelo VIH). *Current HIV/AIDS report,* 8, 164171.

20. KOHLER J, H. S., HOYING- BRANDT A, GREEN E, JOHNSON D, RUSS R, TRAN D, RAPER M, SANTOIANNI R E LEWIS W (2009) Tenofovir renal toxicity targets mitochondria of renal peroximal tubules. *Laboratory investigation,* 89, 513- 519.

21. LABARGA P, B. P., MARTIN-CARBONERO L, RODRIGUEZ-NOVOA S, SOLERA C, MEDRANO J, RIVAS P, ALBALATER M, BLANCO F, MORENO V, VISPO E AND SORIANO V (2009) Kidney tubular abnormalities in the absence of impaired glomerular function in HIV patients treated with tenofovir. *AIDS,* 23, 689-696.

22. LAFEUILLADE A, W. M., GOUGEON M, KINLOCH-DE LOES S, HALFON P E TISSOT-DUPONT H (2014) Highlights from the 2014 International Symposium on HIV & Emerging Infectious Diseases

(ISHEID): from cART management to the end of the HIV pandemic. *Investigação e Terapia da SIDA* 11.

23. MANOSUTHI W, M. W., LUEANGNIYOMKUL A, PRASITHSIRIKUL W, TANTANATHIP P, SUNTISUKLAPPON B, NARKKSOKSUNG A, NILKAMHANG S E SUNGKANUPARPH S (2010) Comprometimento renal após a mudança de estavudina/ lamivudina para tenofovir/lamivudina em regimes anti-retrovirais baseados em NNRTI. *AIDS Research and Therapy* 7, 1-8.

24. MAUSS S, B. F. A. S. G. (2005) A terapia antirretroviral com tenofovir está associada a uma disfunção renal ligeira. *SIDA* 19, 93-99

25. MOHZ, M. O. H. Z. (2010) Protocolo de terapia antirretroviral para adultos e adolescentes 2010. 9.

26. MSANGO L, D. J., KALLUVYA S, KIDENYA B, KABANGILA R, JOHNSON W, FITZGERALD D E PECKA R (2011) Disfunção renal em doentes infectados pelo VIH que iniciam a terapia antirretroviral. *AIDS* 25, 1421-1425.

27. MULENGA L, K. G., LAKHI S, CANTRELL R, REID S, ZULU I, STRINGER E, KRISHNASAMI Z, MWINGA A, SAAG M, STRINGER J, CHI B (2008) Baseline renal insufficiency and risk of death among HIV-infected adults on antiretroviral therapy in Lusaka, Zambia. *AIDS,* 12, 1821-1827.

28. MURRAY R, D. J., MAYES P E RODWELL V (Ed.) (2003) *Harper's Illustrated Biochemistry,* Toronto, McGraw-Hill campanies.

29. NAICKER, J. F. A. S. (2009) HIV and kidney disease in sub-Saharan Africa. *Nature Reviews Nephrology*, 591- 598.

30. PALACIO M, R., AND CASADO J (2012) Proximal Tubular Renal Dysfunction or Damage in HIV-infected Patients. *SIDA,* 14.

31. PATEL K, P. A., RANJAN R, PATEL R E PATEL J (2010) Tenofovir- associated Renal dysfunction in clinical practice: An observational corhort from Western india. *Indian Journal of Sexually transmitted diseases and AIDS* 30, 30- 34.

32. PAULA A, F. M. A. P. A. (2013) Síndrome metabólica em indivíduos infectados pelo HIV: mecanismos subjacentes e aspectos epidemiológicos. *AIDS Research and Therapy* 10, 18.

33. POIZOT-MARTIN I, S. C., ALLEMAND J, OBRY-ROGUET V, PRADEL V, BREGIGEON S, FAUCHER O, AND LACARELLE B, PHARMD, (2013) Renal Impairment in Patients Receiving a Tenofovir-cART Regimen: Impacto da concentração mínima de tenofovir. *Journal of Acquired Immunal Deficiency*

*Syndrome* 62, 375-380.

34. REID A, S. H. W., WALKER W, WILLIAMS I, KITYO C, HUGHES P, KAMBUGU A, GILKS C, MUGYENYI P, MUNDERI P, HAKIM J, AND GIBB D (2008) Disfunção Renal Grave e Factores de Risco Associados à Insuficiência Renal em Adultos Infectados pelo VIH em África que Iniciaram a Terapia Antirretroviral. *Clinical Infectious Diseases 46:1271-81,* 46, 1271-1281.

35. REYNES J, T. R., PULIDO F, SOTO-MALAVE R, GATHE J, QAQISH R, TIAN M, FREDRICK L, PODSADECKI T, NORTON M E NILIUS A (2013) Lopinavir/Ritonavir combinado com Raltegravir ou Tenofovir/Emtricitabina em indivíduos sem anti-retrovirais: 96-Week Results of the PROGRESS Study (Resultados de 96 semanas do estudo PROGRESS). *PESQUISA EM SIDA E RETROVÍRUS HUMANOS,* 29, 256- 265.

36. RO" LING J, S. H., FISCHEREDER M, DRAENERT R, AND GOEBEL F (2006) HIV-Associated Renal Diseases and Highly Active Antiretroviral Therapy-Induced Nephropathy. *Clinical Infectious Diseases,* 42, 1488- 1495.

37. SPAULDING A, R. G. A. S. N. (2011) Tenofovir ou zidovudina em terapêutica de combinação de três fármacos com um inibidor nucleósido da transcriptase reversa e um inibidor não nucleósido da transcriptase reversa para o tratamento inicial da infeção pelo VIH em indivíduos antirretrovirais virgens de tratamento. *A Colaboração Cochrane.*

38. TANAKA H, A. M., TOMODA Y, WADA T, YAGO K, SATOH M (2013) Avaliação dos efeitos adversos renais da terapia antirretroviral combinada, incluindo o tenofovir, em doentes infectados pelo VIH. *Jornal de Ciências Farmacêuticas* 16, 405-413.

39. THOMPSON M, A. J., HOY J, TELENTI A, BENSON C, CAHN P, ERON J, GUNTHARD HHAMMER S e REISS P (2012) Recomendação do painel da sociedade internacional de antivíricos dos EUA. *JAMA,* 308, 387- 402.

40. TOURRET J, D. G. A. I.-B. C. (2013) Efeito do tenofovir nos rins de doentes infectados com VIH: Uma espada de dois gumes? *Jornal da Sociedade Americana de Nefrologia* 24, 1519- 1527.

41. UTH (2012a) Procedimentos Operacionais Normalizados para Análise de Espécimes - Beckman Coulter AU400. *Hospital Universitário de Ensino Departamento de Patologia e MicrobiologiaProcedimentos Operacionais Normalizados de Patologia Química.* Lusaka.

42. UTH (2012b) Procedimentos Operacionais Normalizados para o Controlo Estatístico do Processo (Controlo de Qualidade). *Departamento de Patologia e Microbiologia do Hospital Universitário de Ensino - SOPs de Patologia Química.* Lusaka.

43. VINIKOOR M, J. J., MWALE J, MARX M, GOMA F, MULENGA L, STRINGER J, ERON J E CHI B (2014) A idade no início da terapia antirretroviral prevê a recuperação imunológica, a morte e a perda de seguimento entre adultos infetados pelo VIH na Zâmbia urbana. *AIDS RESEARCH AND HUMAN RETROVIRUSES,* 30, 949- 955.

44. OMS (2012) Atualização técnica sobre a otimização do tratamento: equivalência farmacológica e permutabilidade clínica entre a lamivudina e a emtricitabina, uma revisão da literatura atual.

45. OMS (2013) Orientações consolidadas sobre a utilização de medicamentos anti-retrovirais para o tratamento e a prevenção da infeção pelo VIH Recomendação para uma abordagem de saúde pública

46. WINSTON A, A. J., MALLON P.W.G, MARRIOTT D, CARR A, COOPER A, D E EMERY S (2006) Pequenas alterações na depuração da creatinina calculada e no anion-gap estão associadas à terapia antirretroviral altamente ativa com tenofovir disoproxil fumarato. *HIV Medicine (2006),* 7, 105-111.

47. WYATT M, R. R. A., KLOTMAN P E KLOTMAN M (2006) Acute renal failure in hospitalized patients with HIV: risk factors and impact on in-hospital mortality. *AIDS,* 20, 561- 565.

48. YOUNG, K. B., R. K. BAKER, A. C. MOORMAN, K. C. WOOD, J. CHMIEL, J. T. BROOKS AND HIV OUTPATIENT STUDY INVESTIGATORS (2007) Antiretroviral Therapy in the HIV Outpatient Study Renal Function in Tenofovir-Exposed and Tenofovir-Unexposed Patients Receiving Highly Active. *Journal of the International Association of Physicians in AIDS Care* 6, 178-187.

49. ZIMMERMANN A, P. T., BEDFORD J, MORRIS A, HOFFMAN R, AND BRADEN G (2006) Tenofovir-Associated Acute and Chronic Kidney Disease: Um caso de interações medicamentosas múltiplas. *Clinical Infectious Diseases* 42, 283-290.

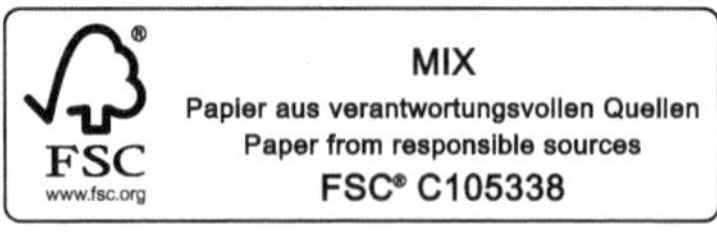


Printed by Books on Demand GmbH, Norderstedt / Germany